DE L'EAU,
DU VIN
ET
DU PAIN,

Au Point de vue de la Santé Publique,

PAR

M. BOUDARD,

PHARMACIEN ET MÉDECIN,

Inspecteur des Pharmacies,

Président de la Société de Pharmacie du département de la Nièvre,

Auteur de plusieurs Mémoires Scientifiques, de plusieurs Expertises Médico-Légales,

Membre Correspondant de plusieurs Sociétés savantes, etc., etc.

A CHATILLON-EN-BAZOIS,

NIÈVRE.

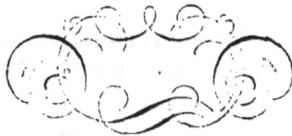

NEVERS,

TYP. ET LIT. DE P. BÉGAT, LIBRAIRE, PLACE DE LA MAIRIE.

1862.

T.

DE L'EAU,

DU VIN

ET

DU PAIN,

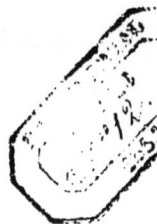

Au Point de vue de la Santé Publique,

PAR

M. BOUDARD.

———

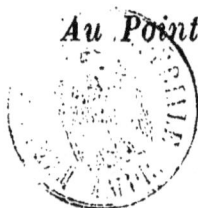

Quand, pour s'instruire, on parcourt le texte de nos lois, on est frappé d'admiration;

Quand, pour remplir une mission, on remarque les difficultés que l'on rencontre pour constater la contravention à certaines lois, on est frappé d'étonnement;

Quand, en un mot, on compare la pratique avec la théorie, on est désillusionné.

Il existe une loi qui réglemente la médecine et la pharmacie (loi de germinal, an XI); il en existe une autre qui a proclamé la liberté commerciale (loi du 15 mars 1790); enfin, nous en connaissons une troisième qui réglemente la vente des substances commerciales, alimentaires et médicamenteuses (loi du 17 mars 1851).

Ces trois lois sont d'une utilité incontestable; elles sont primordiales.

Le législateur y expose la liberté, l'ordre, le bien, autant que la sagesse humaine peut l'exposer, le prévoir, le désirer.

Eh! cependant, chacun le sait, ces belles lois deviennent presque illusoires! pourquoi? parce que les contraventions à ces lois sont

1862

très-rarement apparentes ! pourquoi encore? parce que des lois *spéciales* réclament des hommes *spéciaux*, et parce que leurs contraventions ne peuvent être constatées sûrement que par le secours *de la chimie.*

Cependant, ces contraventions s'exercent sur une si grande échelle, qu'elles attaquent à chaque instant, la bourse, la santé, la vie même du consommateur. Envisagées sous un autre point de vue, ces contraventions compromettent la fortune de l'honnête commerçant.

Nous mentionnerons seulement ces trois lois, qui sont admirables dans leur esprit ; mais nous montrerons surtout, comment et par qui ces trois lois ont été représentées jusqu'ici pour produire leur effet.

Enfin, nous indiquerons la manière de mettre la pratique plus en harmonie avec la théorie, plus en rapport avec les intentions du législateur, et surtout avec les besoins de notre époque.

Que les hommes chargés de nos intérêts ne l'oublient pas, le temps de *la spécialité* est venu ; en vain elle sera repoussée, elle se représentera toujours de plus en plus exigeante, de plus en plus impérieuse (1) ; à chacun son rôle ici-bas, au médecin le diagnostic et le traitement des maladies; au pharmacien et au pharmacien seul, l'analyse des substances suspectes.

La science est essentiellement progressive. Le gouvernement approuve le progrès et il admet volontiers que le mouvement qui s'opère dans les idées et dans les faits, l'engage à tenter quelques réformes utiles.

Malheureusement, le gouvernement, malgré ses idées libérales, ne peut pas tout voir, il ne peut voir les choses que de loin, il ne peut s'éclairer par lui-même sur certains détails administratifs.

Avoir le courage de le renseigner, pour lui permettre d'appliquer des idées que réclament les faits, c'est remplir un devoir et un devoir d'autant plus grand qu'on saura lui assurer un plus grand nombre de partisans.

L'intérêt de la société exige plusieurs fonctionnaires, agents de police, maires, adjoints, commissaires, contrôleurs, vérificateurs de l'enregistrement, etc., etc., spécialement affectés, chacun en ce qui le concerne, à la constatation des contraventions à certaines lois.

Si on n'a pas confié la vérification de l'enregistrement à un commissaire de police, c'est parce qu'il manquait de connaissances

(1) Royer-Collard.

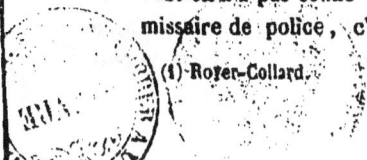

spéciales, à plus forte raison ne peut-on lui confier la vérification des substances commerciales, alimentaires et médicamenteuses.

La moralité commerciale et la santé publique, ne méritent-elles pas aussi bien la sollicitude du gouvernement que le budget?

Personne n'ignore ces vérités et chacun en convient.

Comment se fait-il que la vérité ne soit pas arrivée plus tôt aux oreilles du pouvoir? Hélas! il faut bien le dire, quand la vérité émane d'en-bas, elle a peine à se faire entendre; elle est étouffée bien avant d'arriver à bon port. Les intérêts qu'elle est obligée de froisser, ne la laissent pas monter sans lui porter atteinte.

En effet, quand, un flambeau à la main, on veut faire pénétrer quelques rayons de lumière dans quelques obscurités administratives, on rencontre toujours des personnes disposées à éteindre cette lumière et à briser même jusqu'au porte-flambeau; et cependant, pourquoi la vérité ne viendrait-elle pas d'en-bas?

Aujourd'hui, nous avons fait provision de courage; quels que soient les obstacles qu'on se plaira à semer et à échelonner sur notre route, nous les franchirons avec l'énergie que donne un devoir à remplir.

Nous espérons prouver au gouvernement, que, parmi ses serviteurs les plus obscurs, il en est quelques-uns dont le dévouement et l'expérience ne sont pas à dédaigner.

Il nous semble même et nous entendons clairement une voix intérieure qui nous crie : « Courage, la vérité existe, je suis là, ne me sens-tu pas? Ne me laisse ni comprimer, ni étouffer, je me crois réfugiée dans un noble cœur! » Qui que tu sois, sentiment intime, ne crains rien, sois en sûreté au fond de mon cœur, je te défendrai au péril de ma vie!

L'intérêt de la société exige donc une classe de fonctionnaires nouveaux, ayant des *connaissances spéciales*, et ayant *spécialement* pour mission de constater les contraventions aux lois qui régissent l'exercice de la médecine et de la pharmacie, qui réglementent la liberté commerciale, et la vente des substances commerciales, alimentaires et médicamenteuses.

Le gouvernement est certainement convaincu que cette branche administrative répond aux besoins des populations, parce que dans nos lois tout y est parfaitement prévu. Mais, nous le répétons, il ne peut pas tout voir, il ne voit certaines choses que de très-loin, et la pratique ne répond pas à la théorie. Ses intermédiaires directs le renseignent bien sur certains points, mais ils ne sauraient le renseigner sur les sujets que nous allons traiter. En un mot, la mise en pratique est vicieuse, puisque les abus vont toujours en augmentant.

En effet, un préfet, un sous-préfet, un maire, un commissaire de police, n'est pas un homme universel, tant capable soit-il, il saura jamais ce qu'il n'a jamais appris, ce qu'il ne pratique pas du tout.

Ainsi donc le gouvernement, rendons-lui cette justice, est fermement convaincu que le pauvre, que l'ouvrier, que la société enfin, boit de l'eau et du vin, mange du pain, exempts de fraude, exempts de tous mélanges, incapables de nuire à la santé publique, et tels enfin que Dieu nous livre ces premiers éléments de l'alimentation humaine.

Malheureusement, les choses sont loin d'être ce qu'il croit qu'elles sont : en le renseignant sur ce sujet, nous avons la conviction de remplir un devoir dont chacun appréciera toute l'importance.

A l'époque actuelle, le commerce, en proie aux falsifications, ne permet plus à l'honnête négociant une loyale concurrence ; nous laissons à penser ce qui en découle au point de vue national et international : quant au point de vue de la santé publique, les conséquences sont bien autrement fâcheuses.

En présence de certaines influences épidémiques, en présence des plaintes particulières du public sur la nature de certaines farines, de certains vinaigres, de certains vins, de certains liquides, que l'on décore du titre de liqueurs, et qui ne sont que de véritables poisons lents, etc., etc., il faut cependant bien que la vérité finisse par se faire entendre ; les faits sont là, nous allons les montrer, il faut bien enfin s'y rendre : l'incapacité, l'indifférence, le mauvais vouloir, l'utopie même, ne peuvent rien contre des faits, surtout contre ceux que nous allons énumérer et dont l'observation repose sur douze années d'expérience.

Les animaux livrés à eux-mêmes repoussent toute nourriture malsaine ou nuisible, et cela à l'aide de leur propre instinct et du développement de leurs sens.

L'homme, malgré son intelligence, prend volontiers un fruit malsain pour un fruit appétissant, et ne distingue pas un vin naturel d'un vin frelaté. Avec les progrès de la civilisation, les animaux restent avec leur instinct qui sauvegarde leur existence ; mais pour l'homme, la fraude devance le progrès, et expose sa bourse, sa santé, sa vie, en falsifiant ses aliments, sans que rien puisse l'en prévenir.

Les aliments, les boissons, etc., etc., sont l'objet d'une fraude incessante, par n'importe quel moyen, pourvu qu'il réalise des bénéfices à son auteur. Il est donc du devoir d'abord, et aujourd'hui c'est une obligation, de la part de l'administration, de rechercher les moyens qui pourraient remédier à ce fâcheux état des choses.

Si les hommes se succédaient régulièrement dans une expérience acquise, on arriverait bientôt à tout améliorer; malheureusement, il n'en est pas ainsi, et il faut toute la première moitié de la vie, pour être apte à se rendre utile à son pays, dans un genre quelconque; de plus, comme la vie est courte, et que les améliorations sont lentes, il faut se hâter de mettre à profit l'expérience dont nous parlons, si on ne veut pas retomber toujours dans le même *statu quo.*

Le génie du mal, au contraire, transmet sans interruption à des successeurs, ses nombreux artifices, par la raison bien simple qu'il se trouve toujours de nombreux héritiers pour recueillir un fructueux héritage.

D'après ce qui précède, il nous tarde de joindre la pratique à la théorie, et de prouver qu'il existe plusieurs manières d'être utile à son pays.

Les hommes, haut placés et sincèrement dévoués à leur pays, comprendront facilement que nous semons dans le champ de l'administration : nous en appelons à leur sollicitude pour protéger nos semences; tôt ou tard elles porteront leurs fruits.

La Commission d'inspection des pharmaciens (ancien jury médical), dont nous avons l'honneur de faire partie depuis douze ans, d'après la manière dont elle fonctionne, ne peut que constater la bonne ou la mauvaise tenue des officines, sans pouvoir en aucune façon se livrer à l'examen détaillé, à l'analyse complète de telle ou telle substance, pour en constater la bonne ou la mauvaise qualité. Son examen superficiel ne porte d'ailleurs que sur les pharmacies et quelques magasins d'épicerie et de droguerie, et point du tout sur les substances alimentaires et commerciales.

En vertu de lettres-patentes du 10 février 1780 et de la loi du 7 juin 1800, cette commission fait percevoir par le percepteur un droit de 4 fr. sur les magasins d'épicerie et de droguerie, et un droit de 6 fr. sur les officines des pharmaciens visités.

En principe, il y a donc un droit d'établi, un impôt à percevoir, et, chose unique, cet impôt est perçu sur quelques magasins seulement, alors que le plus grand nombre s'en trouve affranchi.

Ainsi, les fabricants de vinaigre, les marchands de vins (on pourrait presque dire les fabricants), les fabricants de farines, les charcutiers, les liquoristes, les cabaretiers, etc., etc., sont affranchis d'un droit d'inspection établi en principe, et qui pèse seulement sur quelques magasins en petit nombre et de peu d'importance, relativement à ceux que l'hygiène, la santé, la vie de la société indiquent d'inspecter sérieusement et de préférence.

Au lieu d'une commission d'inspection hétérogène, qui, une fois l'an, n'inspecte rien, et qui dépense deux mille francs pour en rapporter huit ou neuf cents, pourquoi ne pas nommer un seul inspecteur, libre, indépendant, juste, intègre, éclairé, qui, une liste à la main, révisée chaque année, aurait sous les yeux les noms de tous ceux qui vendent *une ou plusieurs substances susceptibles d'être falsifiées* ?

Cet inspecteur, selon ses notes, analyserait complètement chez lui, dans son laboratoire, toute substance suspecte, trouvée par lui, désignée par un Conseil d'hygiène, par un parquet, par un commissaire de police, par un simple particulier trompé sur la nature de la marchandise vendue.

Par cette simple combinaison, tout fabricant, tout marchand vendant une ou plusieurs substances susceptibles d'être falsifiées, serait porté au rôle, passible du droit d'inspection, inspecté ou non, selon son honorabilité commerciale.

La nation tout entière applaudirait à cette mesure, qui offrirait les plus grandes garanties au commerce honnête et loyal et à la santé publique.

Avec un Inspecteur permanent, spécial, on peut préparer pour l'avenir des hommes spéciaux, en habituant au travail du laboratoire de jeunes intelligences qui pourront multiplier les applications scientifiques aux pressants besoins de l'industrie.

Tout en rétribuant convenablement un inspecteur unique, le budget trouverait dans la perception de l'impôt un surcroît de bénéfices, au lieu d'un déficit que lui occasionne la commission d'inspection : cette circonstance n'est pas à dédaigner.

DE L'EAU,

Au point de vue de la Santé Publique.

Dieu a voulu que l'eau fût un des corps les plus répandus dans la nature, donc, c'est un des corps les plus utiles et sous toutes ses formes.

Elle est indispensable à tous les individus, à tous les âges, dans toutes les conditions de la vie, soit à l'état de santé, soit à l'état de maladie.

En effet, si on considère l'eau sous forme solide, ou liquide ou gazeuze, elle joue un rôle que des volumes entiers n'énuméreraient qu'incomplètement.

Si on m'avait ôté l'opium, a dit Sydenham, j'aurais renoncé à la médecine; plus tard, l'illustre Percy ajoutait : « J'aurais renoncé à la chirurgie des armées, si on m'avait interdit l'usage de l'eau. »

Si nos pères ont bâti Paris sur la Seine, et les plus grandes villes sur les bords des fleuves et des rivières, probablement qu'ils avaient de bonnes et de valables raisons.

Quoi qu'en aient dit certains esprits très-haut placés, il reste acquis aux faits et à la science, que les populations ont recherché le bord des fleuves et des rivières, pour les besoins domestiques d'abord, et non pour les raisons commerciales, de pêche et de navigation qui ne viennent qu'en second ordre.

Dans la grande question de l'approvisionnement de Paris, on n'a pas craint d'avancer que les populations recherchaient les cours d'eau, par le besoin impérieux d'écouler leurs immondices.

Nous en demandons bien pardon aux savants qui ont formulé cette proposition, elle est contraire aux plus simples lois naturelles, et à la véritable science.

Si la civilisation avait à remonter à son origine, elle choisirait son même berceau et par les mêmes besoins domestiques d'abord; car il est bien évident qu'avant de penser à pêcher, à naviguer, à commercer, il faut avant tout penser à vivre, et on ne peut vivre sans eau.

Quant à cette raison que les populations auraient recherché les cours d'eau, par le besoin impérieux d'écouler leurs immondices, personne ne saurait l'accepter.

Les immondices d'une grande cité ne diffèrent des immondices d'un particulier que par la proportion.

Le particulier écoule ses immondices par l'endroit le plus reculé, le plus obscur, le plus profond de sa maison.

Si jusqu'ici l'imprévoyance des édilités n'a pas su prendre les précautions nécessaires pour garantir de toute altération les eaux de la Tamise et de la Seine, ce n'est pas une raison pour amoindrir les œuvres de la Providence, et le Créateur de toutes choses doit être très-étonné de la destination nouvelle que l'on donne à ses fleuves et à ses rivières de par les progrès de la civilisation.

On a oublié aussi que les populations ont un penchant naturel, un instinct, qui les porte à préférer telle ou telle eau. Ce choix, une fois fait, doit être à jamais respecté, parce qu'il domine même la science, qui heureusement ne fait que le confirmer.

Il est encore acquis à la science, à la véritable science, et personne ne pourra jamais le contester, que l'eau des fleuves et des rivières, quand l'homme ne la gâte pas, est primitivement préférable sous tous les rapports, à l'eau des sources, des puits et des fontaines. Il faut s'illusionner jusqu'à vouloir faire mieux que l'auteur de toutes choses, pour soutenir le contraire dans un rapport officiel !

Bien plus, dans sa prévoyance infinie, Dieu s'est dit : « Quand même l'homme troublerait, gâterait l'eau des fleuves et des rivières, près desquels il construira sa demeure, *en la puisant en amont*, je la lui livrerai toujours suffisamment pure, parce que dans l'intervalle d'une ville à une autre, je sèmerai des filtres qui retiendront ses immondices. » Ce langage que nous faisons tenir à Dieu, est écrit en toutes lettres dans les lois naturelles, la science ne fait que l'enregistrer.

En effet, les ondes aqueuses sont comme les couches atmosphériques; d'une ville à une autre, elles se déplacent incessamment pour se tamiser sur les sables, sur les rives, véritables filtres naturels.

Municipalités, qui voulez faire de grandes choses, n'oubliez pas que les lois naturelles et la véritable science doivent vous servir de guide !

Le Conseil de salubrité invite la municipalité Parisienne à prendre des mesures pour garantir la pureté des eaux de la Seine, et lui conseille d'utiliser les eaux de ce fleuve, pour les besoins de la capitale, *en les puisant en amont au pont d'Ivry.*

On dénature donc même jusqu'à l'eau que Dieu nous prodigue avec tant de largesse, et sous toutes les formes, pour la réalisation des grandes œuvres qui se passent sous nos yeux ? Si l'homme ne respecte pas même l'eau, hélas ! nous laissons à penser ce qu'il peut respecter....

Il est de la dernière évidence que le système général des eaux de Paris est éminemment défectueux.

Sous tous les rapports, il est regrettable que les prises d'eau, destinées à l'alimentation de la capitale, aient été établies à Chaillot, à Neuilly, à Auteuil, à Asnières, à St-Ouen, c'est-à-dire en *aval de Paris*, dans des endroits tels, qu'elles devaient puiser dans le fleuve des eaux souillées de toutes les immondices d'une grande cité, tandis que, placées *en amont, au pont d'Ivry, en plein courant de la Seine*, elles auraient livré aux Parisiens une eau de la meilleure qualité, consacrée par l'usage, qui domine toutes les belles théories que l'on s'efforce, par tous les moyens possibles, de faire admettre par la municipalité.

D'un autre côté, la compétence revient de droit au Conseil de salubrité.

Ses avis reposent sur une expérience consacrée par les siècles et par la France entière ; des analyses sérieuses confirment le tout, et des faits récents viennent consacrer pour toujours ces mêmes avis.

La ville de Nevers, que ne craignent pas de citer les auteurs du projet qui veut amener les sources de la Dhuis à Paris, s'alimentait naguère aux dépens de la Loire, dont les eaux sont excellentes.

Sous de vains prétextes difficiles à comprendre, on fit admettre par la municipalité, qu'en dérivant les sources de Veninge et de Jeunot, la ville de Nevers serait pourvue abondamment et pour toujours d'une eau satisfaisant à tous les besoins d'une grande ville.

Aussitôt, sans attendre même les conclusions d'un homme spécial, on abandonne les machines qui puisaient primitivement l'eau dans la Loire, et en dernier résultat, par la force même des choses, on est obligé de revenir aux eaux de Loire ; puisse cet exemple servir de leçon aux municipalités présentes et futures.

Ce qui couronne l'œuvre dans la question des eaux de Nevers, c'est que, pendant l'abandon des eaux de la Loire, auxquelles on préférait les eaux des sources de Veninge et de Jeunot, un projet longuement motivé offrait aux habitants de Paris les eaux de cette même Loire, que l'on trouvait indignes des habitants de Nevers.

De deux choses l'une, ou les eaux de la Loire sont bonnes (elles sont excellentes), ou elles sont mauvaises. Si elles sont bonnes, pourquoi les abandonner pour aller chercher à grands frais les

caux de Veninge et Jeunot? Si au contraire elles sont mauvaises,
pourquoi les proposer pour alimenter Paris?

Mais toutes ces grandes questions, d'une importance capitale,
trouveraient une solution facile et conforme aux données de la science
exacte, si chaque département était pourvu d'un *Inspecteur spécial
pour les substances alimentaires.*

Cet inspecteur, dont l'unique occupation serait de faire des
analyses, renseignerait de droit les municipalités et empêcherait
leur crédulité d'être surprise par des savants à qui manque l'expérience, et dont le principal mérite consiste dans la théorie.

Avec des notes et des observations précises, cet inspecteur
pourrait recueillir des faits de nature à vérifier les idées émises par
l'école de Glascow.

Cette école célèbre, dont on a omis de parler dans la question de
l'approvisionnement de Paris, mérite à plus d'un titre que l'on tienne
compte de ses observations. La science est de tous les pays civilisés,
elle n'est l'apanage d'aucun peuple; la France peut en revendiquer
sa part, mais ne doit pas s'en attribuer le monopole. Quoi qu'il en
soit, nous dirons donc aux savants Français que l'école de Glascow
attribue à l'usage de certaines eaux calcaires, l'engorgement des
viscères.

Si on recherche en effet la cause encore inconnue de certaines
maladies (gravier, calcul, pierre, engorgements de la rate, du foie,
des reins, goître, diabète, etc., etc.), on est étonné de la hardiesse
de cette juste proposition.

Enfin, l'école de Glascow demande si toutes ces maladies ne seraient pas occasionnées par les sels calcaires (sulfates ou carbo-
nates), que renferment, toujours en plus grande quantité, les eaux
de sources, depuis surtout que nous ne savons pas préserver de
toute altération les eaux de nos fleuves et de nos rivières?

Ce qu'il y a de certain, c'est que plus nous allons, plus nous
demandons aux établissements d'eaux minérales, alcalines surtout, un
soulagement contre l'engorgement de nos principaux viscères, et
contre une foule d'affections dont la cause pourrait très-bien se
rattacher à l'opinion des médecins Anglais. Si à cette opinion, vous
lui prêtez le concours de la chimie et de la physiologie, vous en
faites presque une réalité et même une véritable conviction morale
et scientifique, qui, pour se confirmer, ne demande plus que l'observation des faits. Il serait donc de la plus haute importance de
pouvoir fixer l'opinion des savants à ce sujet, et par suite éclairer

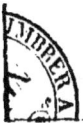

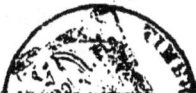

le gouvernement sur les moyens à employer pour préserver les populations de toutes ces causes morbides.

Comme on le voit, la question mérite la peine d'être étudiée, et on n'y arrivera sûrement que par les données *spéciales d'un Inspecteur spécial*, chargé de centraliser toutes les observations médicales, chimiques et physiologiques.

Nous savons déjà que les acides gras se combinent facilement avec les oxides calcaires; nous connaissons la localisation des substances anormales que nous ignorons; on trouve les unes de préférence dans le foie, les autres dans les reins, etc., etc.

Avec toutes ces données, comment en effet ne pas considérer les engorgements des viscères, comme une combinaison de la matière grasse avec l'excès de sel calcaire, qui vient insensiblement se localiser dans l'organe qui le retient, ou qui ne peut plus le rejeter au-dehors par les émonctoires naturels? Quand nous mêlons de l'eau de chaux avec un corps gras quelconque, à une douce température, que se passe-t-il? Il se forme un véritable savon, un liniment oléo-calcaire.

Avec de l'eau calcaire, prise fréquemment, toutes les conditions ne se trouvent-elles pas réunies dans les organes dont nous parlons, pour que le même phénomène ait lieu? Alors l'école de Glascow aurait raison. Ce que nous avançons au point de vue chimique et physiologique étant de la plus grande exactitude, cette opinion se trouve de plus en plus confirmée.

Ensuite, si nous portons notre attention vers les causes morbides qui assiégent notre système dentaire, on est frappé des rapprochements que l'on peut faire, en s'appuyant sur le même raisonnement.

L'art du dentiste prend des développements dont il serait prudent de rechercher les causes.

Malgré les brosses hygiéniques et les nombreux dentifrices, dont l'usage quotidien a pour but de protéger nos dents contre l'envahissement du tartre, c'est en vain que nous cherchons à combattre cet ennemi nouveau, dont nos aïeux soupçonnaient à peine l'existence.

Qu'est-ce que ce tartre qui attaque l'émail de nos dents et qui vient se déposer au collet, pour repousser de plus en plus les gencives, et en fin de compte nous déchausser les dents?

Pour nous, ce tartre n'est que du carbonate de chaux uni à une faible portion de matière animale; c'est en un mot de l'albumine et de la chaux, un véritable ciment que tout le monde connaît.

D'où vient ce sel calcaire? Ne proviendrait-il pas de l'excès de ces sels que nous ingérons de plus en plus, depuis qu'on nous oblige à abandonner l'eau salutaire de nos fleuves et de nos rivières pour des eaux de sources, ou depuis qu'on en fait un réservoir d'immondices pour en altérer la qualité ?

Malgré notre faible autorité, toutes ces questions sont d'un haut intérêt, et sous tous les rapports, par les raisons que nous venons de passer en revue, la présence dans chaque département, d'*un Inspecteur* libre, permanent, serait d'une utilité scientifique incontestable; lui seul deviendrait plus compétent que tous ceux qui prétendent l'être.

Ainsi, pour l'eau, ce premier aliment de l'homme, et que les anciens, en raison de son importance, rangeaient au nombre des éléments, chacun est en droit de demander l'application de la loi du 17 mars 1851, qui réglemente la vente des substances alimentaires. Mais, pour appliquer cette loi, il faut d'abord constater sa contravention, et comme les fonctionnaires publics manquent de connaissances spéciales et indispensables, nous demandons la création de nouveaux fonctionnaires spéciaux.

DU VIN ,

Au point de vue de la Santé Publique.

Puisque nous ne savons pas préserver de toute altération l'eau que Dieu nous donne avec tant de largesse, voyons un peu si nous respectons mieux dans sa nature le produit de la vigne.

O France, ma patrie ! j'ai lu quelque part que les anciens se couronnaient de fleurs dans les festins, pour vider les coupes de leurs vins fameux de Cœcube, de Lesbos et de Falerne ; j'ai lu les chants d'Anacréon et d'Horace, sur les vins exquis de la Judée, de la Grèce et de l'Italie. Aujourd'hui, je suis obligé de vous dire qu'à Paris ou ailleurs, un vin naturel, chez les marchands, est une chose presque *surnaturelle*.

Si encore il n'était dénaturé que par l'intervention de substances incapables de nuire à la santé de l'homme, il n'y aurait qu'abus de confiance. Mais la cupidité, comme nous le savons, ne respecte rien, elle sacrifie tout pour se satisfaire.

Sous le manteau de la liberté commerciale (loi du 17 mars 1790), la cupidité compromet notre honneur, elle abuse de notre confiance, elle expose notre santé, elle attente même à nos jours.

Consultez le commerce encore loyal, entendez les tribunaux, interrogez les médecins, les parquets, les commissaires de police, écoutez les plaintes de ces malheureux qui souffrent de coliques sourdes, profondes, alternant avec d'autres symptômes, faites l'analyse et la synthèse de tout ce que vous apprendrez, et dites-nous si les conseils que nous donnons ne méritent pas l'attention ?

D'abord, nous demanderons aux légistes, aux jurisconsultes, si la loi du 17 mars 1790, qui a proclamé la liberté commerciale, a abrogé toutes les lois antérieures et frappé de paralysie toutes celles qui lui sont postérieures (loi de germinal, an XI, et loi du 17 mars 1851)? Assurément non.

Par les abus qu'elle commet, la liberté commerciale effeuille tous les jours sa couronne d'immortelles.

Comment se fait-il que les lois qui punissent l'abus de confiance, la fraude, le vol, l'empoisonnement même, sont comme si elles n'existaient pas, puisque les abus vont en augmentant?

Par liberté commerciale, le législateur n'a pas entendu autoriser l'anarchie, permettre tous les abus que nous subissons tous les jours.

Il y a donc un vice radical dans la mise en exécution de certaines lois et principalement dans celle des lois de germinal an XI et du 17 mars 1851.

Nous avons déjà dit dans un mémoire, que l'on faisait boire au peuple et à la société, certains vins qui ne renfermaient pas une seule graine de raisin, et vendus cependant pour des vins naturels.

Maintenant que les faits parlent d'eux-mêmes, est-il besoin de les rappeler? Si les quelques procès qui se déroulent devant les tribunaux, ne vous suffisent pas, sachez que pour un seul délit déféré aux tribunaux, il y en a mille de même genre (je suis bien audessous de la vérité), qui n'arrivent pas à la connaissance du parquet. Pourquoi, je vous le demande encore? Parce que ces contraventions ne peuvent être constatées que par le secours de *la chimie*, et que des *connaissances spéciales* demandent *des hommes spéciaux*.

La commission d'inspection, dont nous faisons partie depuis douze ans, d'après la manière dont elle fonctionne, ne peut constater aucun délit, encore moins le prouver, nous l'avons déjà dit et écrit cent fois.

Dans chaque département, elle est composée de quatre pharma-

ciens et de deux médecins qui n'ont plus de raison d'en faire partie,
depuis que les jurys médicaux n'existent plus. Les médecins ne sont
pas des chimistes : quand, par exception, ils s'adonnent à la chimie,
ils n'exercent plus la médecine (Orfila, Dumas).

On croit généralement que les médecins-inspecteurs d'établissements d'eaux minérales, sont des chimistes capables d'analyser les
eaux dont ils surveillent l'emploi : c'est une erreur capitale, dont ces
messieurs conviennent avec nous ; ils surveillent seulement l'eau
que boivent leurs malades, comme agent médical, voilà tout.

Si l'eau dont ils surveillent l'emploi, comme agent médical, vient
à changer dans ses éléments minéralisateurs, pour s'en assurer, ils
s'adressent à un chimiste ou à un pharmacien éclairé. Ils ne sont
donc pas chimistes, ni inspecteurs chimiquement parlant : donc, la
présence de deux médecins est anormale dans la Commission d'inspection des pharmaciens, depuis la réorganisation des écoles et
l'abolition des jurys médicaux.

Pour les quatre pharmaciens qui composent le reste de la commission, ils ne sont pas libres ; ils ne se mettent en tournée qu'une
fois l'an, en vertu d'un arrêté préfectoral, toujours prévu. Ils n'ont
pour mission que de constater la qualité des médicaments et des
préparations pharmaceutiques, et ils n'ont pas même le temps
d'examiner convenablement une seule substance, une seule préparation ; ils remplissent leur devoir, mais sans aucun résultat.

Si, contrairement à la loi de germinal an XI, un droguiste vend
des préparations pharmaceutiques (ils en vendent tous), il les cache
quand la commission doit passer et tout est dit.

Une sage-femme possède-t-elle des médicaments abortifs, la commission n'a pas le droit de se transporter chez elle !

Un marchand de vin, un marchand de vinaigre, vendent-ils des
vins et des vinaigres frelatés, la Commission n'a pas le droit d'inspecter ces messieurs, et eût-elle ce droit, qu'elle ne pourrait faire,
séance tenante, une analyse suffisamment complète, pour faire
dresser procès-verbal par le commissaire de police ; elle n'a pas
même le droit de dresser procès-verbal ; son seul droit est de *saisir*.
Comme pour saisir, il faut être sûr de ce que l'on fait et que la
tournée est limitée, en est contraint et forcé malgré soi de faire
une visite pour la forme seulement.

Ainsi, comme il est facile de s'en convaincre par ce qui précède,
la Commission d'inspection surveille, une fois l'an seulement, la
bonne ou la mauvaise tenue des officines des pharmaciens, voilà tout.

Quant à ce qui concerne les substances commerciales et alimentaires, d'après cette manière de fonctionner, la loi du 17 mars 1851 reste avec son texte, sans application aucune, et en dehors de la Commission d'inspection, aucun des fonctionnaires publics actuels ne peut offrir les connaissances spéciales nécessaires pour surveiller la vente des substances alimentaires. Est-ce un maire, un adjoint, un commissaire de police, un brigadier de gendarmerie, un agent quelconque enfin de l'administration, qui viendra dire à un parquet : tel marchand de vin vend du vin frelaté, falsifié, voilà le corps du délit ? Ces fonctionnaires ont-ils les connaissances spéciales, requises pour ce genre de recherches ? Non, mille fois non, ne le croyez pas : répétons-le encore, à chacun son rôle, au médecin le diagnostic et le traitement des maladies ; mais au pharmacien et au pharmacien seul, l'analyse des substances suspectes.

Parmi les actes administratifs, il en est un daté du 25 décembre 1861 ; à l'article 23, il est dit : « Défense à tous cabaretiers et débitants de boissons, de vendre des liquides falsifiés ou frelatés, et de les déposer dans des vases de cuivre, de plomb ou de zinc. »

On vend donc des liquides falsifiés, que l'on rappelle les mesures sévères qui en interdisent la vente ?

La falsification est donc bien évidente, que le Sénat et le Ministre de l'intérieur en ont été saisis ?

L'article 25 de l'arrêté dit ceci : « Les contraventions au présent arrêté seront constatées par des procès-verbaux et poursuivies conformément aux lois, » et plus loin : « Les maires, adjoints, commissaires de police et la gendarmerie, sont chargés d'en assurer l'exécution. »

Nous demandons mille pardons à l'autorité administrative, nous la supplions d'en croire notre expérience ; mais cet arrêté, comme tant d'autres, ne peut recevoir d'exécution sérieuse.

Depuis que la loi du 17 mars 1851 existe, depuis qu'elle réglemente la qualité de la chose vendue, un seul fonctionnaire a-t-il constaté que l'on vend de l'huile d'œillette et de colza, pour de l'huile d'olive ; que le poivre renferme 60 et plus pour 100 de tourteaux de colza ; que certains vins renferment de la litharge (poison) ; que certains vinaigres représentent un liquide inqualifiable ; que les farines échauffées donnent un pain malsain et nuisible à la santé, etc., etc.; à *fortiori*, comment voulez-vous que les commissaires de police, si intelligents, si éclairés qu'ils puissent être, constatent un vin frelaté, et séparent la substance frauduleuse qui souvent est un poison. Ils gémissent tous de ne pouvoir saisir la fraude qu'ils soupçonnent toujours.

Quand le mal est fait et que la santé publique est atteinte, que dis-je, quand elle accuse depuis longtemps des coliques, qu'elle soupçonne provenir soit du vin, soit du vinaigre, etc., alors un commissaire énergique saisit un échantillon, il cherche un expert chimiste, auquel il délivre un réquisitoire. Admettons que tout se passe pour le mieux et qu'il y ait condamnation (ce qui est rare relativement). Mais le mal est fait, le vin est écoulé, dissimulé, il vous a donné des coliques, il faut les endurer, jusqu'à ce qu'il vous en survienne de nouvelles soit de par le vin, de par le pain, le vinaigre, etc., etc.

Le Ministre de la justice vous l'a dit à Cosne : on falsifie tout jusqu'à *l'engrais* qui devrait féconder nos semences dans le sein de la terre. Nous sommes infiniment heureux de nous rencontrer avec son Excellence sur ce terrain. En dehors de notre expérience, tout nous prouve que nous sommes dans le vrai et que nous rendons un véritable service à la société et à l'administration, si elle veut bien nous écouter. Selon nous, un procès qui serait fait à un cabaretier, à un un débitant, serait essentiellement injuste.

Ce n'est ni l'aubergiste, ni le débitant qui fraude, qui falsifie, c'est le fabricant, le commerçant en gros, et un seul procès injustement dressé, fait plus de tort au gouvernement que cent procès bien et justement motivés.

C'est donc à sa source qu'il faut atteindre la fraude et il ne faut pas attendre qu'elle ait compromis la santé publique pour chercher à la réprimer.

Il est défendu, par le même arrêté, aux débitants, de se servir d'autres vases que de ceux en étain.

Mais ces vases sont-ils en étain bien pur?

Le vérificateur qui les poinçonne, est-il à même de constater cette pureté métallique? Une fois poinçonnés, le débitant qui les achète chez le fabricant ou chez son intermédiaire, les achète pour de l'étain pur.

Irez-vous lui faire un procès parce qu'ils renfermeront du plomb?

Le commissaire de police est-il à même de s'assurer si ces vases renferment de ce métal toxique? Non, mille fois non, il n'y aura que les coliques saturnines qui vous en préviendront, voilà la vérité!

Un maire, un commissaire de police, un brigadier de gendarmerie, ne sont pas obligés de savoir que la loi du 17 mars 1790 qui a proclamé la liberté commerciale pour tous, n'accorde cependant pas au premier venu le droit et l'autorisation, sans conditions, d'être notaire, avoué, huissier, médecin ou pharmacien.

Mais quel besoin avons-nous donc de chercher à démontrer davantage que les lois qui garantissent la pureté de nos boissons, de nos aliments, ne sont en aucune façon respectées? Est-ce que les faits ne parlent pas assez d'eux-mêmes, et ne nous dispensent pas de tout développement ultérieur?

Voyez cet honnête négociant, il succombe avec son honorabilité commerciale, la concurrence déloyale le tue; s'il veut devenir riche, c'est à la condition de ne plus être honnête; il est trop honnête homme pour faire fortune.

DU PAIN,
Au point de vue de la Santé Publique.

Le pain, cette manne du ciel, qu'il faut toujours manger rassis, fait la base de la nourriture de l'homme civilisé, et quand il est de bonne qualité, on n'en peut pas trouver de plus saine et de plus convenable à la santé.

Le pain altéré, moisi surtout, cause des maladies, et dans les années de disette, il produit des épidémies, parce que, la cupidité augmentant le nombre de ses artifices en raison de la diminution de la récolte, on le compose avec des farines ou substances détériorées.

Qui ne sait que la pellagre est due à l'usage d'un pain âcre et acide, provenant de mauvaises farines? Sous prétexte de remédier à l'avarie des farines, mais bien dans un but de lucre, on sophistique les farines avec des sels, comme l'alun, le carbonate d'ammoniaque, celui de magnésie, le sulfate de cuivre (poison), le plâtre, l'argile, etc., etc.

Il est plus qu'évident que tous ces mélanges ne se digèrent pas sans causer de notables dommages à la santé publique.

Quand les farines sont échauffées, avariées, le gluten qui en forme la base, devient flasque, mou, visqueux, disparaît, et le pain fabriqué avec ces farines se conserve peu, il s'acidifie promptement,

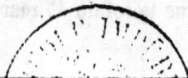

devient aigre, adhère au couteau, il digère mal, il ne nourrit pas. Un pareil pain, mal digéré le matin, mal digéré le soir, le lendemain, etc., nous laissons à penser ce qui peut en résulter chez les classes pauvres, qui s'en nourrissent exclusivement, et chez les classes ouvrières qui lui demandent la réparation de leurs forces épuisées !

La base de notre alimentation joue un rôle plus important que toute médication; le médicament interne modifie plus ou moins les fonctions, sans altérer nos tissus; l'aliment, c'est-à-dire le pain, entretient, nourrit, sans troubler notablement les fonctions, ni altérer les tissus. Mais quand cet aliment n'est pas sain, quand il renferme des substances délétères, comment n'admettrait-on pas que, pris quotidiennement, il ne puisse troubler nos fonctions, altérer nos tissus et devenir la source de plusieurs maladies, dont la cause insolite prend sa source dans la cupidité commerciale.

Mais pourquoi se refuser à l'évidence? Que disent les ouvrages de MM. Payen et Chevalier et de tant d'autres, qui occupent le premier échelon de l'échelle scientifique?

Ils vous démontrent qu'on falsifie nos aliments de mille manières.

Que vient vous dire aujourd'hui celui qui occupe le dernier échelon scientifique?

Il vient vous exposer sommairement le fruit de douze années d'expérience.

Mais, consultez les échelons intermédiaires, médecins, procureurs, juges, juges de paix, commissaires, consultez-vous vous-même, lecteur, et dites-moi s'il n'est pas aussi important de vérifier la qualité du vin que nous buvons, du pain que nous mangeons, que la feuille de papier marqué ou le billet de banque dont nous nous servons pour nos transactions?

Le faux monnayeur, le faux en écritures publiques n'est pas né, exerce à peine sa fausse industrie que déjà on est sur sa trace, quand il n'est pas déjà découvert. Pourquoi? parce que les mesures sont bien prises pour surveiller l'identité de notre monnaie, de notre papier marqué.

Le pain dont nous nous nourrissons pour entretenir et renouveler nos organes, reste à la merci de la cupidité la plus licencieuse. Cette cupidité ne rencontre aucun obstacle dans son cours désordonné, pour en prévenir le débordement qui ne fertilise que les abus.

Certains optimistes, sans souci du présent ni de l'avenir, crient bien haut, que nous, Français, nous sommes les plus avancés sous tous les rapports, et partant les plus civilisés.

Sans doute nous marchons à la tête de la civilisation en général, mais en particulier, pourquoi ne pas convenir de ses petits défauts dont nous pouvons facilement nous corriger et auxquels il est facile de remédier.

Ainsi la loi de germinal, an XI, dit : « Nul ne peut exercer la médecine s'il n'est pourvu d'un diplôme, obtenu en satisfaisant à telle ou telle condition très-difficile et très-onéreuse à remplir; nul ne peut ouvrir une officine de pharmacie, s'il n'est pourvu d'un diplôme obtenu en passant par telles ou telles épreuves non moins difficiles, non moins onéreuses à remplir. »

L'étranger qui lit cette loi, dit naturellement ceci : « En France, les choses sont admirablement faites, les institutions sont entourées de toutes les garanties désirables. » L'optimiste répond : « Il ne faut pas que cela vous étonne, nous sommes le peuple le plus civilisé du monde. »

Eh bien! en France, où il est si difficile d'être médecin et pharmacien, les médecins et les pharmaciens légalement reçus sont en très-petit nombre, relativement à ceux qui exercent illégalement la médecine et la pharmacie, malgré la loi.

La preuve, la voici : voyez l'empressement que les médecins et les pharmaciens mettent à se réunir en société, et demandez-leur pourquoi ils éprouvent le besoin de se réunir? C'est parce que le parasitisme fait la loi à la loi elle-même.

La loi du 17 mars 1851 dit ceci : « Seront punis de peines portées par l'article 423 du Code pénal :

1° Ceux qui falsifieront des substances ou denrées alimentaires ou médicamenteuses, destinées à être vendues;

2° Ceux qui vendront ou mettront en vente des substances ou denrées alimentaires ou médicamenteuses, qu'ils sauront être ou falsifiées ou corrompues;

3° Ceux qui auront trompé ou tenté de tromper sur la nature, la qualité ou la quantité de la chose vendue, etc., etc.

Eh bien! lecteur, j'en appelle à votre appréciation personnelle; cette loi n'est-elle pas admirable dans son texte? Admirons-la ensemble et demandons qu'elle soit écrite en lettres d'or sur la porte de chaque commerçant.

Mais de l'application de cette loi, qu'en pensez-vous? Ses contraventions sont-elles bien régulièrement constatées? Maintefois, personnellement n'avez-vous pas remarqué que vos fournisseurs contrevenaient aux dispositions de cette loi?

Objectera-t-on encore la liberté commerciale, la libre concurrence ? Mais ces libertés, encore une fois, ne donnent pas la liberté de tromper, de voler, d'empoisonner.

Que personne ne s'y trompe, la liberté commerciale, la libre concurrence, consistent à faire de mieux en mieux et non de mal en pire ; à vendre bon d'abord, et ensuite à un prix rémunérateur.

Quel est l'économiste qui nous démontrera que le consommateur gagne à payer moins cher (et c'est une erreur), les choses de première nécessité, avec la condition de se les procurer mauvaises ?

Le consommateur paie les substances mauvaises aussi cher et bien plus cher que si elles étaient de bonne qualité.

C'est une erreur très-grave de penser qu'il y a bénéfice pour lui ; tout le bénéfice est pour le fabricant et ses intermédiaires ; le consommateur a pour tout bénéfice la mauvaise qualité, quand elle ne va pas jusqu'à compromettre sa santé.

Lâchez les rênes à la liberté commerciale, mais montrez-lui le mors de la loi, et vous verrez le commerce honnête, l'industrie privée s'évertuer à donner la meilleure qualité, au meilleur marché possible ; telle est la véritable concurrence, la véritable liberté commerciale.

Enfin, si jamais vous avez une gastrite, ou toute autre affection abdominale, n'oubliez pas de rappeler vos souvenirs et de dire à votre médecin, si parfois il ne vous est pas arrivé de remarquer quelque chose d'insolite dans un de vos aliments quelconques ; cela l'aidera pour son diagnostic.

Puisque nous avons cherché à démontrer, d'une manière générale, la présence de certains abus, que chacun constate en particulier, complétons notre tâche en cherchant à y remédier par des moyens essentiellement pratiques.

Malgré les optimistes, les produits français, comme conséquence de ce qui précède, sont tous suspects sur les marchés étrangers, et nous admettons volontiers que ce qui nous vient de l'étranger n'est pas toujours de la meilleure qualité ; mais la vérité nous oblige à dire qu'une défaveur toute particulière accompagne tout ce qui vient de France : de là, préjudice incontestable pour notre commerce international.

Comme la réciprocité peut exister, il faut donc prévenir la fraude tant de l'extérieur que de l'intérieur.

Pour l'extérieur, pourquoi un *Inspecteur spécial* n'examinerait-il pas, à leur débarquement, les médicaments exotiques et les substances alimentaires exotiques, comme cela se pratique en Angleterre ?

Nous savons que les Hollandais achètent ordinairement les mauvaises substances, en leur donnant des noms nouveaux et les répandent ensuite dans le commerce Français. Mais de quelque côté qu'une substance falsifiée ou avariée pénètrerait en France, elle subirait d'abord un examen spécial, avec estampille, si vous le voulez : quoi d'impossible dans cette mesure ? Le budget, me direz-vous !..... Nous allons y venir tout à l'heure avec avantage et bénéfice pour lui.

Ce premier examen accompli, par un homme *spécial*, à la fois pratique et savant, vous avez une garantie à la porte de France, et le commerce en gros peut se faire avec plus de sécurité.

Une fois lancées dans le commerce intérieur, ces substances exotiques deviennent pour ainsi dire indigènes, et dans chaque département des *Inspecteurs* du même ordre, les suivent de l'œil jusqu'aux portes du consommateur.

Qu'y a-t-il d'impossible dans l'établissement de ces nouveaux fonctionnaires ? Il n'y a rien d'impossible, c'est vrai ; mais tout n'est pas facile, convenons-en tout de suite.

Le choix de ces nouveaux fonctionnaires est de la plus haute importance. Représentons-nous un mauvais choix dans ce genre, et tout de suite le remède devient pire que le mal.

Mais nous admettons que le choix portera sur le mérite vrai et la probité reconnue. Tout ce qui est de création humaine est loin d'être parfait, et le mieux, quand il est réalisé, répond aux besoins de l'humanité. Nous disons donc que les mérites seuls parleront en faveur du candidat, et le désigneront seuls au choix du gouvernement.

Nous avons avancé que le gouvernement ne pouvait pas tout voir, ou qu'il ne voyait que de trop loin, pour bien juger les hommes et les choses : nous maintenons cette assertion, et pour ne pas se tromper dans la nomination d'un fonctionnaire aussi important, quoi de plus simple et de plus facile que d'employer le système du concours ou de la présentation par les juges naturels.

Ainsi, ces fonctionnaires devront nécessairement être choisis parmi des pharmaciens chimistes, d'un mérite réel, et ayant fait leurs preuves. Quoi de plus simple que de demander aux pharmaciens d'un département à faire un choix parmi eux pour éclairer le gouvernement ? quoi de plus simple que de mettre la place au concours ?

N'est-ce pas ainsi que l'on procède ordinairement pour empêcher la faveur d'écarter le mérite ?

Les garanties que la prévoyance du gouvernement doit offrir au commerce , au consommateur, relativement à la nature, à la qualité des substances alimentaires, se trouveraient réalisées.

Dans chaque département l'*Inspecteur* dresserait , d'après la liste des patentes, une liste de tous ceux qui vendent une ou plusieurs substances susceptibles d'être falsifiées. Cette liste serait révisée chaque année. Avec cette liste, sur un livre à souche et une colonne d'observations , l'Inspecteur pèserait la valeur de l'honorabilité commerciale de chaque négociant. De son cabinet ou de son laboratoire , par l'intermédiaire des commissaires de police , il se ferait expédier un échantillon dont l'examen sérieux et complet confirmerait ou lèverait ses doutes sur telle substance , sur tel commerçant, etc. , etc.

Toute personne trompée sur la nature, la qualité d'une substance, pourrait recourir aux lumières de cet Inspecteur; tout commissaire, tour parquet , tout conseil d'hygiène , la société, en un mot, saurait à qui s'adresser quand on viendrait à abuser de la liberté commerciale.

‘ Cet Inspecteur, dont la science deviendrait aussi exacte que les mathématiques, éviterait toutes ces contre-expertises qui ruinent le trésor, pour aboutir à un renvoi de l'inculpé.

Enfin , avec un bon Inspecteur , bien choisi, dans chaque département, nous ne pouvons voir que des avantages immenses relativement à l'absence de toute inspection, qui ne s'explique pas aujourd'hui. Voilà pour l'intérieur. Une seconde mesure, que prendrait cet Inspecteur, serait la visite plus sérieuse des droguistes , qui ne doivent vendre , sous aucun prétexte, aucune préparation pharmaceutique.

Malgré la loi , ils vendent ce que bon leur semble , même les substances vénéneuses, et rien jusqu'ici ne peut prévenir cette source d'abus.

Enfin , la visite des pharmaciens se ferait mieux , d'une manière inattendue et sans frais.

Il ne serait permis qu'aux praticiens de la campagne de vendre des drogues simples , ou des composés préparés dans les officines des pharmaciens.

Si à ces précautions on ajoutait celle d'interdire la vente de toute substance médicale, même simple, aux épiciers , aux herboristes, aux sages-femmes, et de ne prendre les végétaux indigènes que chez le pharmacien , il est certain qu'on éviterait le plus grand nombre des accidents que la falsification des médicaments cause chaque année , outre ceux que les méprises, les quiproquos, etc., ajoutent encore à cette liste.

Abordons la grande question du budget , cette grande question qui paralyse la bonne intention de tout gouvernement.

Règle générale, et même sans exception, si on veut être bien servi, il faut bien payer, et largement payer ses serviteurs , et en raison des services rendus.

Il faudra donc payer largement chaque Inspecteur , dont la position scientifique sera presque autorité , toutes les fois qu'il n'y aura pas plus savant que lui , et parce que ses occupations seront incessantes et de la plus haute importance.

Mais le moyen de payer largement ces Inspecteurs, sans grever le budget ? Ah ! le moyen est bien simple.

Il y a moyen d'abord de le payer lui et ses aides, et bien au-delà, par les seules économies qu'il va d'abord vous réaliser.

Il économisera d'abord ce que dépense aujourd'hui chaque commission d'inspection dans chaque département, c'est-à-dire, en prenant pour base le département de la Nièvre, la somme de 2,000 fr. ; il économisera ensuite toutes les dépenses que fait le trésor public pour toutes ces expertises , nulles pour la plupart, et qui se disséminent partout. Dans chaque département, et chaque année, ces dépenses dépassent bien certainement 10,000 fr. (Consulter à ce sujet les Receveurs généraux ou plutôt la Chancellerie).

Dans les seules économies réalisées par la création de cet Inspecteur, on trouvera dans chaque département de quoi le rétribuer largement et bien au-delà.

Mais là ne se borne pas notre système financier.

En principe, un droit à percevoir existe, nous l'avons fait voir. Ce droit est perçu, mais bien injustement perçu , puisqu'il pèse sur les petits commerçants seulement, et sur quelques-uns , alors que le plus grand nombre s'en trouve affranchi , et principalement ceux qui fraudent. Pourquoi ne pas faire pour cet impôt comme pour l'impôt mobilier ?

Tout locataire au-dessous d'un certain chiffre ne paie pas de cote mobilière ; tous ceux qui occupent un local au-dessus de 25 fr. paient une cote mobilière proportionnelle.

Pourquoi ne prendrait-on pas les patentes pour base analogue ?

Ce système viendrait compléter les vœux de l'Empereur. Les petits négociants, dont la patente est minime, ne paieraient pas de droit de visite ; mais tout négociant vendant une ou plusieurs substances susceptibles d'être falsifiées et dont la patente s'élèverait au-dessus d'un certain chiffre, paierait de préférence ce droit d'inspection, qui est établi en principe, nous le répétons, mais que l'on ne perçoit pas chez les gros commerçants, chez les fabricants qui réalisent seuls les plus gros bénéfices.

Il découle de soi-même que les petits commerçants, bien qu'affranchis de l'impôt, n'en seraient pas moins surveillés, quant à la qualité de leurs marchandises, et traduits devant les tribunaux, quand la fraude viendrait de leur propre fait, tout comme le fabricant ou le commerçant en gros et en demi-gros.

Quoi de plus juste, de plus national et de plus politique que ce droit d'inspection sur les substances alimentaires, commerciales ou autres ? Qui pourrait s'en plaindre ? Tous nous l'approuverions, le commerce déloyal seul le désapprouverait. Quel revenu pour le budget ! Quel impôt sera jamais plus juste, plus politique et plus national ! La police prend tous les jours des mesures de précaution contre des objets bien moins essentiels que le commerce des substances alimentaires. Il est à regretter que jusqu'ici elle n'ait pas étendu sa surveillance d'une manière plus efficace sur un point aussi capital que la santé publique.

La *poule au pot* de Henri IV serait bien dépassée, si, au lieu de poules, nous étions tous assurés, riches ou pauvres, de boire toujours de la bonne eau, de boire du vin naturel, tels que Dieu nous donne ces deux boissons, et enfin, de manger toujours du bon pain !

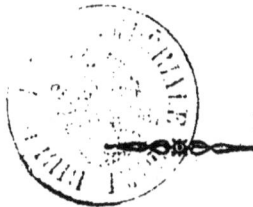

Nevers, typ. de P. Bégat.